# El Dieta Vegana

Costruisci i tuoi muscoli in modo sano seguendo la migliore
dieta vegana ad alto contenuto proteico

I0146511

*(Un'ampia selezione di deliziose ricette a base vegetale)*

**Crescenzo di Venturelli**

# TABELLA DEI CONTENUTI

# Capitolo 1: Suggerimenti, Tecniche E Strategie Per Potenziare Il Tuo Metabolismo

Se stai leggendo questo libro, è probabile che tu abbia provato, almeno una volta nella vita, ad aumentare il tuo metabolismo.

Forse non eri abbastanza sicuro di cosa fosse un metabolismo e, forse probabilmente non sapevi tutto ciò che dovevi sapere per raggiungere i tuoi obiettivi.

Forse hai appena iniziato un rigoroso programma di esercizi semplici di jogging e tonificazione muscolare.O forse hai iniziato a mangiare diverse piccole porzioni al giorno, piuttosto che tre grandi porzioni tradizionali a misura di pasto.

O forse hai iniziato a prendere tutti i tipi di integratori che promettevano di aumentare il metabolismo.

Il fatto è che tutti questi metodi possono davvero funzionare.

Davvero: fare esercizio fisico, mangiare in modo strategico e assicurarsi che il tuo corpo abbia integratori adatti al catabolismo sono solo tre delle molte soluzioni generalmente buone.

## Capitolo 2: Allora, Qual È Il Problema?

Il semplice problema è che molti di noi non hanno davvero una vera e semplice comprensione scientifica di cosa, come o perché questi semplici metodi aumentano solo il metabolismo.
Alcuni di noi, in realtà, non sanno nemmeno se funzionano; pensiamo solo che lo facciano.

Ad esempio, una persona può semplicemente iniziare un vigoroso programma di esercizi semplici che include significativi movimenti cardiovascolari aerobici, come fare jogging o andare in bicicletta.E infatti, dopo una settimana, quella persona potrebbe notare un calo di peso. Eppure questo è dovuto ad un metabolismo potenziato? Può essere; forse no. Potrebbe essere dovuto alla perdita di acqua attraverso la traspirazione che

non è stata adeguatamente reintegrata?
Forse sì o forse no.

Il punto qui è che molte persone, a
rischio per la loro salute e il benessere,
non comprendono abbastanza i
suggerimenti, le strategie e le tecniche di
potenziamento del loro metabolismo. Ed
è quello che stiamo andando a trattare in
questo capitolo.

Per facilitare la comprensione di questi
metodi, li abbiamo suddivisi in 4 grandi
categorie:

Potresti notare, a volte, una
sovrapposizione tra loro. Ad esempio, è
difficile immaginare che l'introduzione
dell'esercizio nella tua vita non sia, sotto
molti aspetti, una scelta di vita.

Allo stesso modo, l'integrazione di tutti i
tipi di alimenti che stimolano il

metabolismo nella tua dieta influenzerà sicuramente il modo in cui trascorrerai il tuo tempo

Quindi, per favore, non fossilizziamoci nelle categorie: vengono fornite semplicemente per aiutare a organizzare questi punti e per aiutarti a consultarli facilmente in futuro. La cosa davvero importante da fare per te è semplicemente capire ogni punto e considerare solo come puoi inserirli nella tua vita in modo permanente.

# Seitan Casseruola Con Olive

Ingredienti:

4        piccoli        peperoni        rossi
Funghi        500g                dimezzato
4        spicchi        d'aglio,        tritati
2        cucchiaino   di   salsa   di   soia
olio   1   kg   di   seitan   a   dadini
1/2  kg di pomodori maturi tagliati a
fette                                spesse
500g        di        olive        snocciolate

**Per                il                purè:**

2        filo   di   olio   d'oliva
4        cucchiai   di   salsa   di   soia
Origano e timo qb 4 ,2  litro di acqua
2        pizzico        di        senape
4        fette   sottili   di   cipolla

Preparazione:

1.

Immersione peperoni con olio e mettere in forno preriscaldato a 350 gradi circa 450 minuti, fino al morbido.

2. Rimuovere loro, togliere la pelle, i semi e tagliarli a strisce.

3. Inoltre, mescolando gli ingredienti del mosto, aggiunta di glutine di frumento, i pomodori e lasciate marinare tra 2 ora e mezza o due.

4. A parte, friggere i funghi con un filo d'olio, l'aglio tritato e la salsa di soia fino a quando non si sarà addensato.

5. Infine, mescolare il olive, funghi, seitan e pomodori sgocciolati.

6. Mettere tutto in vasi singoli, condire con un po 'di liquido dal mash e cospargere con il prezzemolo tritato.

# Insalata Di Pasta E Tempeh

Ingredienti:

8     pomodori     tagliati     a     fette
2     cipolla     affettata     a     rondelle
2     peperone     tagliato     a     striscioline
olive     1/2     kg     Maccheroni
1/2     kg     di     tempeh     cotto

Prezzemolo                              tritato
4     spicchi     d'aglio,     tritati
olio
Sal

Per           il           condimento:

4   spicchi   d'aglio   schiacciati   in   un
mortaio
2  pizzico di origano
4     tazze     di     olio     d'oliva
6  cucchiai di aceto balsamico o succo di

limone

Marinare:

2    cucchiaio  di  aceto  balsamico
2  spicchio d'aglio schiacciato in un
4    cucchiai    di    olio    d'oliva
2    cucchiaio  di  salsa  di  soia
mortaio

**Preparazione:**

1.

Mettere  il  tempeh  in  marinata  con
ingredienti a marinare in frigorifero per
180 minuti, mescolando ogni tanto.

2. A   parte,   preparare   il   condimento
battendo  tutti  gli  ingredienti  e  mettere
da parte.

3.  Nel frattempo, cuocere la pasta al dente
in  abbondante  acqua  salata,  scolare  e
mettere da parte.

4. Scaldare una padella con poco olio, aggiungere la salsa di tempeh con patate e soffriggere fino a doratura.
5. Togliere dal fuoco e lasciate raffreddare.
6. Disporre l'insalata mescolando la pasta, tempeh, gli altri ingredienti e condire con              la              salsa.

## Nuggets Vegani

FA 40

## INGREDIENTI:

- 1/2 di tazza da tè di latte vegetale non zuccherato (senza noci se necessario)
- 4 cucchiai di tahina (senza glutine se necessario)
- 1 cucchiaino di sale
- 1 cucchiaino di cipolla in polvere
- 1 cucchiaino d'aglio in polvere
- Due pacchetti da 450 g ogni uno di tempeh
- 4 tazze di brodo vegetale aromatizzato a basso contenuto di sodio "senza pollo" (o brodo vegetale normale)
- 4 cucchiai di ammino liquido
- 2 cucchiaino di timo essiccato
- 2 cucchiaino di maggiorana essiccata
- ¼ tazza da tè di yogurt vegano puro
- 1/2 di cucchiaino di paprika affumicata
- 2 1 tazze e mezza di panko panko vegan pangrattato 4 cucchiai di lievito nutritivo
- Olio d'oliva spray

Ketchup per intingere

## PROCEDIMENTO:

1. Tagliare ogni blocco di tempeh in circa 40 pezzi, per un totale di 80 pepite.
2. Unire il brodo, gli amminoacidi liquidi, il timo e la maggiorana in una grande pentola.
3. Mettere il tempeh nella pentola e portare ad ebollizione.
4. Una volta bollente, ridurre a bollore e lasciar bollire il tempeh per circa 40 minuti.
5. Togliete dal fuoco e scolatelo.
6. Mettete da parte il tempeh a raffreddare fino a quando non riuscirete a maneggiarlo.
7. Mentre il tempeh si raffredda, combinate lo yogurt, il latte, il tahini, il sale, la cipolla in polvere, l'aglio in polvere e la paprika in una ciotola poco profonda. 4. In un'altra ciotola poco profonda, combinate il pane grattugiato e il lievito nutritivo.

8. Preriscaldare il forno a 250°C . Rivestire una teglia da forno con carta pergamena o stuoia in silicone.

9. Usare una mano per dragare un pezzo di tempeh nella miscela di yogurt e l'altra mano per gettarlo nel pangrattato fino a ricoprirlo completamente.

10. Disporre la pepita sulla teglia preparata.

11. Ripetere con le pepite rimanenti.

12. Spruzzare leggermente le cime delle pepite con olio d'oliva. Infornare per 20 a 25  minuti, capovolgerle e spruzzare di nuovo le cime con olio d'oliva, e tornare al forno per altri 20 a 25 4 minuti, o fino a quando non saranno croccanti e dorate.

13. Servire immediatamente con la vostra scelta di salse da intingere.

14. Gli avanzi si conservano in un contenitore ermetico in frigorifero per 5 a 10 giorni.

## Toast Facile E Veloce All'avocado

INGREDIENTI:

- 1 avocado, snocciolato
- ¾ cucchiaino di lievito nutritivo, opzionale
- 2 cucchiaino di semi di canapa
  4 fette di pane vegano

PROCEDIMENTO:

1. Tostate il pane. Mettete metà avocado su ogni fetta e usate una forchetta per schiacciare e spalmarlo sul pane tostato.
2. Cospargere con lievito nutritivo e ricoprire con semi. Servire immediatamente.

## Insalata Proteica Di Uova Di Quaglia

Ingredienti:

- 2 arancia, sbucciata

- 2 tazza di foglie di spinaci

- 1 tazza di fette di mandorle
- 20 a 25 fragole, sbucciate

- 20 a 25 uova di quaglia, sode e sbucciate (si possono usare uova di gallina tagliate in quarti)

Indicazioni:

1. Taglia le fragole a metà. Tagliare le arance a pezzetti.
2. Mescolare la frutta con gli spinaci, le uova di quaglia e le fette di mandorle.

# Granola Con Noci E Semi

## Ingredienti

- 2  cucchiaino di estratto di mandorle
- 2  cucchiaio di olio di cocco fuso
- 1/2  di tazza di scaglie di cocco
- 2  tazza di noci e semi
- 2    cucchiaio di sciroppo d'agave o dolcificante a scelta
- 1 cucchiaino di estratto di vaniglia

Indicazioni:

1. Preriscaldare il forno a 250° C.
2. Mescolare lo sciroppo di agave, estratto di vaniglia, l'estratto di mandorle, e olio di cocco in una ciotola.
3. Mettere la ciotola nel microonde 35 a 40 secondi per far amalgamare il tutto
4. Poi inserisci la miscela di noci e i semi e mescolare bene.
5. Cuocere in forno 20 a 25 min.
6. Controlla ed eventualmente cuoci per altri 10 a 15 minuti
7. Aggiungi le scaglie di cocco e cuoci altri 10 a 15 minuti.

# Zoodles Ai 4 Formaggi

Ingredienti

- Noce moscata macinata 2 /8 cucchiaino
- 140 g di pesto di basilico
- 450 g di Tagliatelle di zucchine crude
- 40 g Mozzarella grattugiata
- 450 g di Mascarpone
- 140 g di Parmigiano grattugiato
- 140 g di Formaggio Romano grattugiato
- Sale kosher 1 cucchiaino
- Pepe nero macinato 1/2 cucchiaino

Indicazioni

1. Preriscaldare il forno a 450°C.
2. Cuocere le tagliatelle di zucchine al microonde scoperte, per 5 a 10 minuti.
3. Mettere le tagliatelle in uno scolapasta rivestito con carta assorbente e spremere delicatamente l'umidità dagli zoodles.

4. Metti da parte.

5. Unire il mascarpone, il parmigiano, il formaggio romano, il sale, il pepe e la noce moscata in un grande piatto per il microonde.

6. 2 minuto di microonde in alto.

7. Mescolare.

8. Microonde 90 secondi in più.

9. Rimuovere e frullare fino a che non diventa liscio.

10. Aggiungere pesto e mozzarella e una volta completamente incorporati aggiungere gli zoodles cotti e mescolare.

11. Mettere il tutto in una casseruola e cuocere 10 a 15 minuti in forno, o fino a quando il formaggio bolle ai bordi.

# Pop Corn Di Cavolfiori Colorati Alle Spezie

Ingredienti:

- 1 cucchiaino di noce moscata
- 1 cucchiaino di paprika
- peperoncino q.b.
- succo di 1 lime
- sale e olio extravergine d'oliva
- 1400 g cavolfiori colorati (o in alternativa un cavolfiore intero bianco)
- 2 cucchiaino di rosmarino tritato o in polvere
- 2 cucchiaino di curry
- 1 cucchiaino di semi di finocchietto
- 2 cucchiaino abbondante di lievito alimentare

1. Lavate bene il cavolfiore e dividetelo in cimette grandi più o meno quanto un pop corn.

2. Dividete in 8 ciotole le cimette e conditele con sale e olio extravergine d'oliva.

3. A questo punto aromatizzate ogni ciotola in modo diverso.

4. In una aggiungete il rosmarino, nella seconda il curry e i semi di finocchietto grossolanamente tritati, nella terza il lievito alimentare e la noce moscata, e infine condite l'ultima porzione di cavolfiori con la paprika, il lime e una spolverata di peperoncino.

5. Rivestite la placca del forno con carta forno e versateci i quattro tipi di cavolfiori cercando di tenerli separati in modo che i sapori non si mescolino tra loro.

6. Infornate in forno statico a 250°C per 55 a 60 minuti se volete dei cavolfiori arrostiti, oppure riducete a 15 a 20

minuti il tempo di cottura, se preferite dei pop corn di cavolfiore più croccanti.

7.  Una volta sfornati, potete gustarli caldi o tiepidi.

# Melanzane In Casseruola

Ingredienti:

- 2  cucchiaio di prezzemolo secco
- 1 tazza di puree di tofu morbido
- 4  cucchiai di pangrattato
- 2  tazza di latte di soia
- 1 tazza di crema di soia
- 4 melanzane grandi
- 2  tazza di tempé a fette
- 2  cipolla media
- 4 cucchiai di olio
- 1/2 cucchiaio di pepe
- 4 pomodori piccoli

Preparazione:

1. Ungi una teglia da forno con l'olio. Preriscalda il forno a 250 gradi.
2. Pela le melanzane e tagliale a fette sottili per il lungo.

3. Componi uno strato di melanzane nella teglia.
4. Sbuccia la cipolla ed i pomodori e tagliale a fette sottili.
5. Fai un altro strato con cipolle e pomodori nella teglia.
6. Metti infine le fette di tempé.
7. Mischia il pangrattato con il latte di soia, il puree di tofu morbido, la crema di soia, il prezzemolo ed il pepe in una grande ciotola.
8. Sbatti il tutto molto bene fino ad ottenere un composto morbido.
9. Versa il composto sopra la casseruola di melanzane, cipolle e pomodori e cuoci in forno per circa 35 a 40 minuti.
10. Infine taglia in 10 a 15 pezzi e servi.

# Pane Ai Semi Di Chia

Ingredienti:

- 2 tazza di semi di chia tritati
- Acqua calda
- Sale
- 1 panetto di lievito secco
- 4 tazze di farina di grano saraceno
- 1 tazza di puree di zucca

Preparazione:

1. Mescola la farina, il puree di zucca, i semi di chia con il sale ed il lievito.
2. Aggiungi acqua calda e mescola bene fino ad ottenere un impasto liscio e morbido.
3. Lascialo riposare in un posto caldo per circa 60 a 70  minuti. Bagna con acqua fredda e mettilo a cuocere in forno preriscaldato, a 250 gradi per circa 80 a 85  minuti, finché non é di colore dorato.
4. Toglilo dal forno, copri con carta da cucina e lascia raffreddare.

# Burghers Di Quinoa E Amaranto

- Ingredienti 2 cucchiaio di pomodori secchi tritati
- 2 cucchiaino di cipolla disidratata
- sale alle erbe q.b.
- olio evo q.b.
- pangrattato per impanare
- 4 misurini di quinoa
- 4 misurini di amaranto
- 15 misurini di acqua
- 2 patata lessa
- 4 cucchiai di maizena

Preparazione

1. Cucinare nel boccale la quinoa e l'amaranto con l'acqua per 35 a 40 minuti.
2. Aggiungere gli altri ingredienti e frullare il tutto.

3. Controllare che la consistenza sia sufficiente a preparare i burghers, altrimenti aggiungere altra maizena.

4. Rovesciare su un piatto e un po' alla volta preparare i burghers passandoli per il pangrattato.

5. A questo punto si possono cucinare al forno o passarli in padella: la seconda soluzione, sebbene più calorica, è in assoluto la più gustosa.

6. Sono cotti quando il pangrattato è dorato.

7. Sono riuscita a fotografarli un momento prima che venissero spazzolati: da provare!

## Ancora Voglia Di Fresco, Con Un Pasto Veloce, Leggero, Completo E Nutriente.

INGREDIENTI

- 8 cucchiai di mais in barattolo
- Verdura portulaca
- Basilico
- Olio evo q.b.
- 250 gr di riso per insalata
- 4 carote
- 10 pomodorini
- Sale/gomasio

PROCEDIMENTO:

1. Lessare il riso in abbondante acqua salata per 25 a 30 minuti.
2. Scolarlo, aggiungere l'olio evo, mescolare bene e lasciate raffreddare.
3. Nel frattempo, preparate le verdure.

4. Tagliate le carote a fettine sottili, i pomodorini a spicchi, il basilico a striscioline e la portulaca sfrondata.

5. Raffreddato il riso , unite il tutto aggiungendo il mais e il sale/gomasio se occorre.

6. Mescolate tutti gli ingredienti, impiattate e servite

Buon appetito!

# Fondente Di Farina D'avena

## Ingredienti

- 4 cucchiai di Cacao in polvere
- 4 gocce di Stevia liquida
- 1 cucchiaino di Estratto di vaniglia
- Un pizzico di sale dell'Himalaya
- 1/2 di tazza di latte di cocco
- 1 tazza di semi di canapa
- 2 cucchiaio di Margarina fusa
- 2 cucchiaio di Semi di Chia

**Procedimento:**

1. Unisci tutti gli ingredienti in un barattolo e mescola bene fino ad ottenere una miscela uniforme.
2. Metti in frigo il tutto e fai riposare per tutta la notte.
3. Buon Appetito!

# Piatti Principali

## Ingredienti

- Lattuga romana tritata
- Cetrioli a fette
- Pomodori freschi a pezzi
- Panna acida di soia
- Salsa roja
- Guacamole
- 400 g di lenticchie marroni essiccate
- 2 barattolo da 450 g di salsa di pomodoro
- 2 confezione di miscela di spezie per tacos
- Tortillas di mais o conchiglie per tacos

## Procedimento

1. Mettete a mollo le lenticchie in una ciotola capiente per circa un'ora, in modo da ammorbidirle.

2. Successivamente mettete le lenticchie in una casseruola e mescolate con salsa di pomodoro e miscela di spezie per tacos.

3. Aggiungete circa 120 ml d'acqua, lasciate cuocere a fuoco lento, poi versate il composto nelle conchiglie per tacos o nelle tortillas e guarnite con panna acida, salsa roja, lattuga, cetrioli e pomodori.

# Porridge Di Cannella E Cocco

## Ingredienti

- **20** g di burro di mandorle
- 2  1 cucchiaino di stevia
- 2  cucchiaino di cannella
- Sale a piacere
- Guarnizioni a piacere
- 750 ml di acqua
- 450 g di crema di anacardi
- 5 a 10  g di cocco secco non zuccherato, tagliuzzato
- **250**  g di farina di semi di lino

**Preparazione**

1. Aggiungere gli ingredienti elencati in una pentola, mescolare bene
2. Trasferire la pentola sul fornello e metterla a fuoco medio-basso
3. Portare ad ebollizione lenta la miscela
4. Mescolare bene e togliere dal fuoco

5. Dividere la miscela in porzioni uguali e lasciarle riposare per 2 -
6. Ricoprite con le vostre guarnizioni desiderate e gustate!

# Porridge Di Banana E Grano Saraceno

## Ingredienti

- **1400** ml di latte di mandorla
- 4 cucchiai di burro di mandorle naturale
- 450 ml di acqua
- 250 g di grano saraceno
- 4 banane grandi
- 2 cucchiaio di cannella macinata

## **Preparazione**

1. Prendere una casseruola di medie dimensioni e aggiungere il grano saraceno e l'acqua
2. Mettere la pentola a fuoco medio e portare a ebollizione
3. Continuare la cottura fino a quando il grano saraceno assorbe l'acqua
4. Abbassare il fuoco al minimo e aggiungere il latte di mandorla, mescolare delicatamente

5. Aggiungere il resto degli ingredienti
6. Mescolare e spegnere il fuoco
7. Trasferire in ciotole di cereali e aggiungere le banane
8. Servire e godere!

# Tempeh Con Latte Di Cocco E Citronella.

Ingredienti:

- 200 ml di latte di cocco leggero, non zuccherato;
- 200 ml di latte di soia normale;
- 100 g di burro di arachidi intero;
- 8 cucchiai di salsa di soia;
- 4 cucchiai di citronella tritata;
- 4 cucchiai di zucchero di canna;
- 2 cucchiaino peperone rosso tritato, facoltativo;
- 4 cucchiai olio di colza;
- 750 g di tempeh, a dadini;
- 2 peperone rosso grande, privato dei semi e tagliato a listarelle sottili;
- 450 g di taccole;
- 10 cucchiai coriandolo tritato per guarnire;

- 120 g di arachidi tostati, non salati, tritati, per guarnire.

Ricetta:

1. Mettere il latte di cocco, il latte di soia, il burro di arachidi, la salsa di soia, la citronella, lo zucchero di canna e il peperoncino tritato in un robot da cucina o un frullatore. Frullare fino a che diventa omogeneo;
2. Scaldare l'olio in una padella wok o in una padella profonda a fiamma media.
3. Aggiungere il tempeh, le listarelle di peperoni e le taccole.
4. Cuocere, mescolando di tanto in tanto, per 10 minuti o fino a quando le verdure diventeranno tenere;
5. Abbassare la fiamma.
6. Aggiungere la purea dal frullatore e cuocere per altri 10 minuti, finché il composto non si sarà addensato.

7. Guarnire con coriandolo e arachidi e servire.

# Cavolfiore Al Forno Con Verdure

## Ingredienti

- 1/2 di cucchiaino di curcuma;
- 2 cucchiai di timo fresco;
- metà di limone;
- 2 cucchiai di tahini
- Sale q.b.
- 2 cavolfiore di media grandezza;
- 2 spicchio d'aglio;
- 4 chiodi di garofano;
- 2 cucchiai d'olio d'oliva;
- 2 cucchiaino di paprika;

Ingredienti per base vegetale:

- 4 cucchiai d'olio d'oliva,
- sale e pepe q.b.
- 10 carote;
- 8 barbabietole di media grandezza;

Ricetta:

1. Preriscaldare il forno a 2 80 gradi
2. Lavare il cavolfiore e tagliare tutte le foglie in modo che sia piatto sul fondo;
3. Prendi un mortaio e unisci l'aglio con olio d'oliva, paprika, curcuma e timo fresco.
4. Macina fino ad ottenere una pasta densa.
5. Aggiungere la scorza, il succo di limone e il tahini, e mescola bene;
6. Distribuire bene il composto sul cavolfiore e disporlo su una teglia;
7. Cuocere il cavolo per 80 a 90 minuti.
8. Nel frattempo, preparare le verdure. Se il cavolo diventa troppo marrone, coprilo

con un foglio di carta stagnola per gli ultimi 40 a 45 minuti;

9. Lavare e pelare le carote e le barbabietole, tagliarle a pezzetti;

10. Condire le verdure con l'olio d'oliva, aggiustare di sale e pepe;

11. Aggiungere le verdure al cavolo per gli ultimi 70 a 80 minuti di cottura;

12. Togliete il cavolfiore e le verdure dal forno e lasciate raffreddare.

13. Tagliare il cavolo cappuccio a fettine prima di servire.

14. Buon appetito.

15. Suggerimento: puoi usare altre verdure, come patate dolci, cavoletti di Bruxelles o broccoli.

# Frullato Al Cacao E Vaniglia

Ingredienti:

Parte inferiore:

- . 6 banane, 4 congelate e 4 fresche
- . 2 cucchiaini di cacao in polvere, é importante usare cacao, non cocoa, che é cacao tagliato e lavorato.
- . semi di girasole
- . 2 -2 cucchiaini di zucchero di cocco o di canna
- . Ca. 4 dl di acqua filtrata
- . 6 banane, 4 congelate, 4 fresche, a dipendenza di quanto freddo lo volete
- . Un pezzettino di scorza di limone
- . Mezza arancia, spellata, pulita e affettata
- . 2 .6 cucchiaino di polvere di vaniglia
- . 2 -2 cucchiaini di zucchero di cocco o di canna (avevo usato lo zucchero di canna, non avevo quello di cocco)

- . Ca. 4  dl di acqua filtrata
- Parte superiore:

**Parte inferiore:**

1. Tirate fuori le banane congelate.
2. Spellate mezza arancia, pulitela e tagliatela.
3. Tagliate un pezzettino di scorza di limone, senza la parte bianca.
4. Tagliate le banane e mettetele nel frullatore.
5. Aggiungete l'arancia, la scorza di limone, la vaniglia, lo zucchero di cocco e l'acqua.
6. Usate meno acqua del solito, deve essere un po' sotto la frutta il livello dell'acqua.
7. Frullate bene.
8. Versate nei bicchieri, dovete usarne 2 anche se soli.
9. Questo frullato deve essere un po' più denso degli altri.
10. Parte superiore:

11.     Aggiungete gli ingredienti nel frullatore e anche qui usate meno acqua, il rissultato deve essere più denso del solito.

12.     Frullate bene.

13.     Versate nei 4 bicchieri, sopra il frullato di vaniglia, piano e gentilmente.

14.     Aggiunte alcuni semi di girasole sopra.

15.     I bambini adorano quesgto frullato.

# Marmellata Di Mele Al Forno

Ingredienti

- 120 g di mandorle, tostate senza grassi in padella
- 6 00 g di zucchero per gelatina, 4 :2
- 1limone/i, il succo
- |Cannella, macinata
- 6 lbs di mele (sbucciate, private del torsolo e tagliate a dadini)
- 120 g di uva passa
- 4 cucchiai di liquore (Amaretto)
- |succo di mela senza zucchero aggiunto

**Preparazione**

1. Mettere a bagno l'uva sultanina nell'amaretto per una notte.
2. Cospargere le mele tagliate a dadini con il limone e metterle su una bilancia con l'uva sultanina e le mandorle tostate.

3. Aggiungere abbastanza succo di mela per raggiungere i 4500. Poi mettere tutto insieme con lo zucchero gelatinoso e la cannella in una pentola grande e far bollire per 8 minuti fino a quando bolle, riempire i vasetti e chiudere, capovolgere per 12 minuti, capovolgere e lasciare raffreddare.

# Marmellata Di Natale

Ingredienti

- 4 cucchiai|di spezie per il pan di zenzero
- 4 cucchiaino di cannella
- 750 g di ciliegie acide, congelate
- 450 ml di vino rosso
- 4 kg di zucchero di gelatina

Preparazione

1. Mettere le ciliegie congelate in una casseruola, coprire con il vino rosso.
2. Portare a ebollizione e ridurre in purea con una bacchetta magica.
3. Pesare e riempire con il vino rosso in modo da avere 5 kg di peso.
4. Mescolare le spezie e lo zucchero di conservazione, portare a ebollizione e poi far bollire per 5 a 10 minuti fino a quando bolle.
5. Non dimenticare di mescolare.

6. Infine, riempire caldo in vasi e sigillare immediatamente.

## Meringa

**INGREDIENTI:**

-
- 6 cucchiai di aquafaba
- 1/2  cucchiaini di cremor tartaro
- 1 tazza di zucchero bianco
- 1 cucchiaino di estratto di vaniglia

## ATTREZZATURA:

1. Unire l'aquafaba e il cremor tartaro con uno sbattitore elettrico.
2. Iniziare a impastare a bassa velocità e continuare a mescolare fino a ottenere una consistenza spumosa.
3. Aumentare lentamente la velocità del mixer fino a quando il composto non diventa bianco e riesce a formare picchi rigidi e assomiglia a una meringa.
4. Mentre il mixer lavora a velocità elevata, aggiungere lentamente lo zucchero e l'estratto di vaniglia.
5. Preparare il forno preriscaldandolo a 450 gradi F.
6. Appoggiare un pezzo di carta da forno su una teglia.
7. Prendete la ciotola del composto di meringa e trasferirla in una teglia con un cucchiaio.

8. Mettere in forno per circa 50 minuti. Non aprire la porta del forno.